國家古籍出版

專項經費資助項目

全漢三國六朝唐宋方書輯稿

顧問　余瀛鰲

經心録

唐·宋俠　撰
范行準　輯佚
梁　峻　整理

中醫古籍出版社
Publishing House of Ancient Chinese Medical Books

圖書在版編目 (CIP) 數據

經心録 / (唐) 宋俠撰；范行準輯佚；梁峻整理. —北京 :中醫古籍出版社, 2019.2

(全漢三國六朝唐宋方書輯稿)

ISBN 978-7-5152-1443-6

Ⅰ. ①經… Ⅱ. ①宋…②范… ③梁… Ⅲ. ①方書-中國-唐代 Ⅳ. ①R289.342

中國版本圖書館 CIP 數據核字 (2017) 第 086500 號

全漢三國六朝唐宋方書輯稿

經心録 唐·宋俠 撰

范行準 輯佚 梁峻 整理

策劃編輯 鄭 蓉

責任編輯 宋長恆

封面設計 韓博玥

封面插圖 趙石濤

出版發行 中醫古籍出版社

社 址 北京東直門内南小街 16 號 (100700)

印 刷 北京博圖彩色印刷有限公司

開 本 850mm×1168mm 32 開

印 張 3.375

字 數 50 千字

版 次 2019 年 2 月第 1 版 2019 年 2 月第 1 次印刷

印 數 0001~3000 册

書 號 ISBN 978-7-5152-1443-6

定 價 14.00 圓

序

在國家古籍整理出版專項經費資助下，《范行準輯佚中醫古文獻叢書》十一種合訂本于二〇〇七年順利出版。由於經費受限，范老的輯稿没有全部整理付梓。學界專家看到這十一種書的輯稿影印本後，評價甚高，建議繼續籌措經費出版輯稿。有人建議合訂本太厚，不利于讀者選擇性地購讀，故予改版分册出版（其中包括新整理本）。

中國醫藥學博大精深，存留醫籍幾近中華典籍的三分之一。究其原因，昔秦始皇焚書，『所不去者，醫藥卜筮種樹之書』。漢興，經李柱國和向歆父子等整理，《漢書·藝文志》收載方技（醫藥）類圖書，分醫經、經方、房中、神仙四類，二〇五卷，歷經改朝换代、戰事動蕩，醫籍忽聚忽散，遭受所謂『五厄』『十厄』之命運。然而，由於引經據典是古人慣常的行文方法，所以『必托之于神農黄帝而後能入説』。前代或同代醫籍被他人引用、注明出處便構成傳承的第一個環節。唐代醫學、文獻學大家王燾就是這個環節的楷模。正是由於這個引用環節的存在，爲輯佚奠定了基礎，即一旦被引用的醫籍散佚，還可以從引用醫籍中予以輯録，這是傳承的第二個環節。范行準先生集平生精力，輯佚出全漢三國六朝唐宋方書七十一種。其中毛筆小楷輯稿五十八種一二二册，鋼筆輯稿十三種十三册。除其中有人已輯佚出版或輯稿内容太少外，本套書收載的是從未面世的輯佚稿計二十多種，十分珍貴。爲方便今人理解，特邀專家爲每種書作解題，同時也適度包含考證考異内容，前後呼應，以體現這套叢書的相對整體性。

輯稿作爲珍貴的資源，一是因爲它靠人力從大量存世文獻中精審輯出包括今人不易看到的内容。以《删繁方》爲例，該書有若干内容引自《華佗録袟》，不僅通過輯稿可以看清《删繁方》原貌，而且據此還可以看到《華佗録袟》的部分内容。這不僅對當今學術的古代溯源循證具有重要價值，對未來學術傳承也具有重大意義。二是雖然輯稿不一定能恢復原書全貌，或辨清原書作者、成書年代等項仍存在大量需要考證考異的問題，但正是這些不完善之處，却給後世學者提出了有學術研究價值的問題，如《華佗録袟》冠名華佗，而華佗因不與曹操合作遇害，留存文獻本就不多，即使存世的華佗《中藏經》，時至今日仍有爭議，那么，《華佗録袟》的眞正作者是誰？輯稿提供的線索對進一步考明其眞相也有意義。

范老輯稿大多依據唐代文獻學家王燾《外台秘要》中著録的引用文獻出處輯出，但又不是全部，部分學術内涵還有《醫心方》《華佗録袟》等古文獻著録的線索。以此爲例，王燾原創的方法正是胡適先生所謂『歷史觀察方法』的學術源頭實例，也是文藝復興以來科學研究强調觀察和實驗兩個車輪之一。所謂觀察，不是針對一時一地的少量事物，而是大樣本長時段的歷史性觀察。天文學的成果就是通過這種方法取得的。中醫學至今還在使用這種方法。所謂聚類，本來是數理統計學中多元分析的一個分支，但用在文獻聚類中也是行之有效的方法。因爲中醫的藏象學説本身就是取類比象，其辨證也多采用類辨、象辨等方法，再説《周易·系辭》早就告誡人們『方以類聚』，聚類思想當然也是中醫藥學優秀文化傳統。梁峻教授申請承擔國家軟科學研究計劃『中醫歷史觀察方法的聚類研究』（2009GXQ6B150），圍繞文獻的引用、被引用以及圖書散佚、輯佚等基本問題，運用聚類原理，應用計算機技術，從理論到實踐，闡述了中醫學術傳承中的文獻傳承范式，揭示了歷史觀察方法的應用價值。

輯稿既然在文獻傳承中具有關鍵作用，二〇一五年，經中醫古籍出版社積極響應，以《全漢三國六朝唐宋方書輯稿》爲題，又申請到國家古籍整理出版專項經費。以此爲契機，項目組成員重振旗鼓，經共同努力，將二十種散佚古籍之輯稿，重新整理編撰爲二十册，并轉換成繁體字版，以便於台港澳地區以及日本等國學者參閱。值此輯稿即將付梓之際，本人聊抒感懷以爲序！

中國中醫科學院中國醫史文獻研究所原所長、
榮譽首席研究員、全國名中醫

余瀛鰲

戊戌年初秋于北京

原序

追求健康長壽是人類共同的夙願。秦皇漢武雖曾尋求過長生不死之藥，然而，死亡却公平地對待他們和每一個人。古往今來，人類爲延緩死亡、提高生存質量付出過巨大努力，亦留下許多珍貴醫籍。其承載的知識，乃是人們長期觀察積累、分析判斷、思辨應對的智慧結晶，并非故紙一堆，有可利用的一面。

醫籍損毁的人爲因素少。始皇不焚醫書，西漢侍醫李柱國和向歆父子對醫籍都進行過整理，但由於戰亂等各種客觀原因，醫籍和其他典籍一樣忽聚忽散，故有『五厄』『十厄』等説。宋以前醫籍散佚十分嚴重。就輯佚而言，章學誠認爲，自南宋王應麟開始，好古之士踵其成法，清代大盛。然輯佚必須辨僞，即甄别軼文僞誤、訂正編次錯位、校注貼切，否則，愈輯愈亂。

已故著名醫史文獻學大家范行準先生，生前曾在《中華文史論叢》第六輯發表《兩漢三國南北朝隋唐醫方簡録》一文。該文首列書名，次列書志著録，再次列撰人，最後列據輯諸書，將其所輯醫籍給出目録，使讀者一目了然。由於種種原因，范行準先生這批輯稿未能問世。近年，范行準先生之女范佛嬰大夫多次與筆者商討此批輯稿問世問題，筆者也曾和洪曉、瑞賢兩位同事拜讀輯稿并委托洪曉先生撰寫整理方案，雖想過一些辦法，均未果。去年，經鄭蓉博士選題、劉從明社長批準上報申請出版補貼，國家古籍整理出版規劃領導小組成員余瀛鰲先生斡旋得以補貼。于是，由余先生擔任顧問，筆者與洪曉、曉峰兩位同事分工核實資料、撰寫解題，劉社長和鄭博士負責整理編排影印輯稿，大家共同努力，終于使第一批輯稿得以問世。

本次影印之輯稿，精選晉唐方書十一種二十册，上自東晉《范東陽方》，下迄唐代《近效方》，多屬未刊印之輯複者。各書前寫有解題，説明考證相關問題、介紹内容梗概、提示輯稿價值等。其中，《删繁方》《經心録》《古今録驗方》《延年秘録》之解題由梁峻撰寫，《范東陽方》《集驗方》之解題由李洪曉撰寫，《纂要方》《必效方》《廣濟方》《産寶》《近效方》之解題由胡曉峰撰寫。爲保持輯稿原貌，卷次闕如、内容散漫者，仍依其舊。所收《删繁方》一書，雖作者謝士泰生平里籍考證不詳，但其内容多引自佚書《華佗録袟》，該書存有中醫理論在古代的不同記載，如皮、肉、筋、骨、脈、髓之辨證論治方法等。現代著名中醫學家王玉川先生曾提示筆者要重視此書的研究，筆者亦曾研讀，并指導幾位研究生從不同角度開展工作，多有收穫。

范行準先生之輯稿，均很珍貴，具有重要的文獻與研究價值。此次影印出版，定名爲《范行準輯佚中醫古文獻叢書》，其他輯佚图書將陸續影印出版。筆者相信，輯稿影印本問世，對深入研究晉唐方書必將産生重要作用。欣喜之際，謹寫此文爲序。

梁　峻

二〇〇六年夏於北京

《經心録》解題

（梁峻　王勇）

《經心録》由隋唐間著名醫家宋俠撰，共十卷，已佚。關於宋俠之生平，《舊唐書·卷一百九十一·方技》記載：『宋俠者，哅州清漳人，北齊東平王文學孝正之子也，亦以醫術著名。官至朝散大夫、藥藏監。撰《經心録》十卷，行于代。』筆者初考東平王封號在北齊最早見於武成帝河清三年（五六四年），最晚至北齊後主在位期間（五六五至五七〇年）。由此可定，宋俠之父任東平王文學之職應在五六四至五七〇年之間。其父任職時年齡以及何時生宋俠、父子間年齡差多少等問題均無從考察。但肯定其父此時已學有成就，應在壯年或老年階段。按古代人得子早假設，宋俠此時剛出生或爲孩童尚未到成年。公元五七〇年後，相繼經歷五七七年北齊亡於北周、五八一年隋取代北周、六一八年唐取代隋等王朝更迭過程，共計四十八年。該期間宋俠成年任職是可能的。假設其大器晚成，也不應晚於六六二年，此乃據歷代醫官名謂變遷而斷。唐龍朔二年（六六二年），自北齊以來設置的藥藏監一職已改稱藥藏郎。是故，初步考證宋俠生平應在五六四年至六六二年之間，其任職應在隋或唐初。

范老對《經心録》的輯佚稿共分六卷，均無卷名，後附未分卷内容。卷一首論心痛，細分九種：一、蟲心痛；二、注心痛；三、氣心痛；四、悸心痛；五、食心痛；六、飲心痛；七、冷心痛；八、熱心痛；九、去來心痛。附子丸悉主之。又列七種心痛兼症，均有對應的治療方藥。次論疝痛，主治方劑爲蜀椒湯。還列四種兼症類型，均有相應的治療方藥。卷二分别論傷寒、黄疸、瘧、霍亂、五膈、五噎等病證，并分别列出主方和加減方。卷三論風腫，重點論述升麻湯、白蘞帖治風腫之用。卷四論腎着、腰痛。腎着用甘草湯方、腎着散方。腰痛用腰痛方、杜仲酒方、黄芪湯、羊腎湯、鍾乳散、更生散、陸抗膏、雄蛾散等方。卷五論瘰癧、發背、丁創。瘰癧主用射干湯、灸漏方、鼠漏方、漏腋方、臭氣方、升麻膏方、漏蘆湯方、毒腫五香湯方等。發背主用發背方、癰疽方等。丁創主用疔腫新方。卷六論求子，從男、女兩個方面辨證選方。先後列出七子散、坐導藥方、茱萸丸、安胎止痛湯方、膠艾湯、葱豉安胎湯方、安胎寄生湯、妊娠腰痛方、妊娠下痢方、小豆散等二十八首方劑及各自的適應證。其末分卷内容包括咳嗽主用紫菀七味湯方、咳嗽方、皂莢丸方；肺痿亦列三種方藥但無方名；肺癰只列藥物配伍亦無方名；上氣只列麥門冬湯，其餘無方名；菜有藥無方名；胸痹列出橘皮枳實湯。其他如骨蒸、中風、風癲、水腫、癧瘍、疣目等病均列出對應方劑。此外，有關口齒病、喉痹、脚氣、凍、胃反、消渴、食不消、食中毒、小兒各種疾患、犬傷等病證均列有一個或多個方劑。

范老輯復《經心録》之稿本，其資料主要來源於《外台秘要》《醫心方》《千金要方》等書。該輯稿校注嚴謹，尤其多據宋熙寧本改補，更顯精當。多種書互校後文意仍有不連貫之處，故加上行準按予以疏通，這對後人深入研究具有很大啓發作用。

目録

經心錄卷一

序例

胡粉十二棊（博棊者大小方寸是也 案棊者可棊子日本安政刊本康賴醫心方卷一藥斤兩升合法第七葉四十）

心痛

療九種心痛 一蟲心痛 二注心痛 三氣心痛 四悸心痛 五食心痛 六飲心痛 七冷心痛 八熱心痛 九去來心痛 悉主之 并療冷衝上氣落馬墮車附子丸方

附子一兩炮 巴豆人一兩去心皮熬 人參一兩 生狼毒一兩炙令極香 食茱萸一兩 乾薑一兩

右六味擣篩，蜜和，空腹服如梧子三丸，一日一服，弱者二丸。卒中惡心痛口不能言，連年積冷流注心胸痛者，亦服之好好將息，神效不傳。案原脫不傳二字，據北宋本補 忌野猪肉蘆笋。外臺卷七葉三至四右 方原出千金，云經心錄同

心痛徹背，背痛徹心，烏頭赤石脂丸主之方

烏頭一分，炮去皮。案原作二分，據宋本改 附子一分，炮去皮 赤石脂二分 乾薑二分 蜀椒一分，汗

右五味擣篩，蜜和丸，先食服如麻子大一服三丸，少少加之。忌猪肉冷水。外臺卷七葉十一右 方原出仲景，云經心錄同

療心痛唾多似蟲者方

取六畜心隨得生切作四臠刀縱横各一劃破之内少真朱砂著中平旦吞之蟲死愈矣無真朱砂可用雄黄麝香也（外臺卷七葉十七右方原出集驗云經心錄同）

療四十年心痛不差方

黍米瀋汁温服隨多少（外臺卷七葉二十）

療三十年心痛方

桃人七枚（去皮尖兩人熬〇案原脱兩人熬三字據宋本監本補）

右一味研湯水合頓服酒服亦良（外臺卷七葉二十右方原出必効云經心錄同）

療心痛冷熱方

治卒心腹痛方
黃連八兩水七升煮取一升五合分服五合日三
醫心方卷六治卒心腹痛第卅三

取伏龍肝末煮取水服方寸匕若以酒和服之差

外臺卷七葉二十二右方
亦出救急云治心痛同

治寒冷心痛咽中有物吐之不出咽之不入食飲少者已上

宋臣校注引本書　吳茱萸

麥門冬　甘草各五兩　蜀椒　遠志　桂心　細辛各三兩　附子一兩　人參四兩　乾薑二兩

右九味末之蜜和丸微使淳先食含如彈丸一枚細細咽之喉中胸中當熱藥力稍盡後含一丸日三夜二服

服藥七日愈

以吳茱萸代桂心酒服如梧子五丸空腹服之治寒冷則

下半差

心痛咽中有物吐之不出咽之不入食飲少者〔千金方卷十七葉十八上五膈丸方宋臣校注引〕

疝痛

經心方蜀椒湯治寒疝痛腹脹奔肾方

吳茱萸一升　當歸一兩　夕藥一兩　黄芩一兩　蜀椒二合

五味以水八升煮取二升半分三服〔醫心方卷十治寒疝方第四葉九〕

療寒疝腹中痛引脅痛及腹裏急者當歸生薑羊肉湯主之方

當歸三兩　生薑五兩　肥羊肉一斤去脂

右三味切以水一斗八合煮取三升去滓溫服七合日三

痛即當止若寒多者加生薑足前成一斤若痛多而嘔
者加橘皮二兩术一兩合前物煮取三升加生薑者亦
加水五升煮取三升二合服之依前 行准業之下原有依前二字謂依仲景二物大烏頭煎九服法也 外臺卷七葉四十五下右方原出仲景云經心錄同
寒疝氣腹中痛虛痛及諸脅痛裏急當歸生薑等四味主
之方
當歸 生薑 芍藥各三兩 羊肉三斤
右藥切以水一斗二升煮肉爛熟出肉内諸藥煮取三
升分温服七合日三數有効 外臺卷七葉四十六右方原出小品云經心錄同
解急蜀椒湯主寒疝氣心痛如刺繞臍腹中盡痛白汗出

欲絶方

蜀椒二百枚汗 附子一枚炮 粳米半升 乾薑半两 半夏十二枚洗 大枣二十枚擘○案原脱擘字據照寧本補 甘草一两炙

右七味切，以水七升煮取三升，澄清，熱服一升，不差更服一升，數用療心腹痛極徵○案原脱極徵二字據照寧本補 困急欲死，解結逐寒，上下痛良。忌豬羊肉餳海藻菘菜。外臺卷七葉四十八。右方原出小品，云從心痛同。

經心錄卷二

傷寒

論曰傷寒病錯療禍及如反覆手耳故諺云有病不治自得中醫者論此疾也其病有相類者傷寒熱病風溫濕病陰毒陽毒熱毒溫疫天行節氣死生不同形候亦別宜審詳也■外臺卷一葉八下

療太陽病三日發其汗病不解蒸蒸發熱者屬調胃承氣湯方

甘草炙二兩○案原作炙三兩臺本作二兩炙據宋本改　芒消半升○案消原作硝據宋本改　大黃四兩

右三味切以水三升煮二物取一升去滓内芒消〇案消原作硝據宋本刪章本改更煮微沸溫溫頓服以調胃氣〇案胃下原有承字據宋本刪則愈忌海藻菘菜外臺卷一葉十至十一右方原出仲景亦經心錄同

傷寒脉浮發熱無汗其表不解者不可與白虎湯渴欲飲水無表証者白虎湯主之方

知母六兩　石膏一升碎綿裹　甘草三兩炙　粳米六合

右四味切以水一斗二升煮取米熟去米內藥煮取六升去滓分六服日三服忌海藻菘菜外臺卷一葉二十七右方原出千金翼

瓜蒂散主傷寒胸中痞塞宜吐之方

瓜蒂　赤小豆各一兩

療疫氣○案原作屠蘇酒詳疫氣據四庫本改令人不染溫病及傷寒歲旦屠蘇酒方○案屠蘇酒三字原作飲之二字據四庫本改

大黃 桂心各十五銖 白朮十銖 桔梗十五銖○案原脫五字據四庫本補 菝葜 蜀椒十五銖汗○案原脫五字據四庫本補 烏頭

右二味擣散白湯服一錢匕取得吐去病差止外臺卷一葉三十五右方原出文仲云從心來同

治熱病後赤白利痛不可忍方

香豉一升 黃連三兩 薤白三兩

以稅米泔汁五升煑取二升半分三服醫心方卷十四治傷寒後下利方第五十葉

麥奴丸療傷寒五六日以上不解熱在胷中口噤不能言

唯欲飲水為敗傷寒醫所不療方

麻黃去節 大黃 芒消 竈突中墨 黃芩各二分

右八味擣篩蜜和丸如彈丸以新汲水五合研一丸病者

三銖炮○案重作各陸銖據醫心方本改

右七味○案原作八味而蜀椒下本有防風一兩據醫心方本刪㕮咀○案㕮咀原作切字據醫心方本改絳囊盛○案囊原作袋據醫心方本改以十二月晦日日中○案日下原脫日字據醫心方本補懸沈井中令至泥○案泥原作泥據醫心方本改正月朔日平旦曉出藥○案日原作曰據醫心方本改置酒中屠蘇之○案屠蘇之原作屠蘇之作煎數沸並據醫心方本改東向戶中飲之○案東上原有于字據醫心方本刪屠蘇之飲先從小起多少自在一人飲一家無恙○案恙原作疫據醫心方本改下同一家飲一里無恙飲藥酒三朝還置井中○案三上原有

渴欲飲水但極飲冷水不限升數須臾當寒寒汗出則愈若日移五丈不汗依前法服一丸以微利止藥勢盡乃食當冷食以除藥勢一名黑奴丸小麥黑勃名爲麥奴是也 外臺卷一葉三十八右 方原出古今錄驗 云經心錄同

黃疸

傷寒論黃癉麻黃醇酒湯主之方

麻黃一大把去節綿裹○案原脫綿裹二字據醫心方本補

右一味美酒清五升煮取二升半去滓頓服 外臺卷四葉二十右

方原出仲景 云經心錄同

療發黃身面眼悉黃如金色小便濃如煮黃蘗汁者眾醫

待字還下原有濟字並據幽事本删若能仍
歲飲○案原脫若字據幽事本補可代
世無病○案可下原脫代字據幽事本補
當家内外井○案外下原有之字據幽事本删皆悉著藥辟溫
氣也。忌豬肉生葱桃李
雀肉等。○案原脫忌至等十字據幽事本補外臺卷四葉二至三右方原出廣濟云經心録同案此方據幽事本補

不能療，良驗茵陳湯方

茵陳四兩 黃芩二兩 梔子三兩 朴麻三兩 大黃三兩 龍膽草二兩 枳實二兩炙 柴胡四兩

右八味切，以水八升煮取二七升合，分溫三服。若身絕羸加生地黃一升，梔子加至七兩，去大黃。如氣力不羸稍下者。○案原脫稍下者三字據幽事本補依前著大黃取驗，忌如藥法。○案藥法原作法據幽事本改又案法疑法之誤不差更作，以差為限，不過三四劑差，隔三五日一劑。外臺卷四葉二十五至二十六右方原出近効方經心録同

治黃疸單方

栝樓合小麥煮，勿令腹破，然而已，日食三升。○案字注或二

出醫心方卷十治黃疸方第廿五葉三十六下

灸黃疸法

灸兩手心各七壯 同上葉三十七上

師曰黃汗為病身体腫發熱汗出而渴狀如風水汗沾衣者。案原脫者字據幽宮本補色正黃如蘗汁脈自沈也問曰從何得之師曰以汗出水入汗孔水從外入而得之宜黃耆芍藥桂心酒湯方主之方

黃耆五兩 芍藥三兩 桂心三兩

右三味切以苦酒一升水七升和煮取三升去滓溫服一升正當心煩也至六七日稍稍自除其心煩不止者

以苦酒阻故也阻一作吐○糜酒下阻醫寧本作一方咀又小注咀一作阻今從程刊

用美清醯代酒○案醯宋本作醯代酒忌生葱外臺卷四第二十八右方原出仲景云經心錄同

瘧

瘧發渴者與小柴胡去半夏加栝樓湯方

柴胡八兩 黃芩三兩 人參三兩 大棗十二枚擘 甘草三兩炙 生薑三兩

栝樓根四兩

右七味切以水一斗二升煮取六升去滓更煎取三升

温服一升日三忌海藻菘菜外臺卷五第四右方原出仲景云經心錄同

療山瘴瘧陵鯉甲湯南方山嶺溪源瘴氣毒作寒熱發作

無時痿黃腫滿四肢羸弱皆山毒所為也並主之方

陵鯉甲十片炙 烏賊魚骨去甲 鼈甲一兩炙 常山三兩 附子一枚炮

右五味切以酒三升漬之一夕先瘧發前稍稍服之勿絕藥味兼以塗身體斷雜人勿食飲過時乃得通人進飲食忌莧菜生葱生菜豬肉外臺卷五第十七右方原出小品云經心錄同

雞子常山丸療諸瘧經服諸藥法術不斷發無復定時不可復斷者宜服此丸忌食勿勞○藥食下原有物字勞下原有力字並據嚴本刪即斷方

常山三兩

右一味搗篩為散以雞子白和併手為丸如梧桐子大

仝圖調丸訖分置銅鋺子中以湯煮銅鋺令熱殺得雞

子腥氣即止以竹葉清飲服三十丸欲吐但吐至發時

令得三服時早可食者斷若曉不可斷食者當作竹葉

汁糜食之 忌生菜葱生菜 外臺卷五葉二十五至二十六右引原出肘後云深師亦同

桂廣州法醇醨湯方

大黃三分 石膏三銖○案備急無石膏有甘草一分半叅 常山半一分

右三味以水三升煮取一升去滓更以水二升煮滓取

一升未發服醨醨是後煮者相次服醇醇是前煮者差

忌菘菜海藻生葱生菜等 外臺卷五葉二十八右引原出備急云深師方無甘草用

石膏三銖

銖同

霍亂

霍亂吐痢而汗出小便復利或下利清穀裏寒外熱脈微欲絕或惡寒四肢拘急手足厥逆四逆加豬膽湯主之方

甘草炙二兩　乾薑炮半兩　附子一枚生去皮破○案原脫去皮破三字據宋本避寧本宋本補　豬膽汁半合

右四味切以水二升煮取一升四合溫分再服無豬膽以羊膽代之強人可與大附子一枚乾薑至三兩○案薑下原有加字據宋本避寧本刪　若吐之後吸吸少氣者及下而腹滿者加人參一兩諸藥皆減為一兩如證者亦宜與理厥人參湯佳忌海藻菘菜豬肉外臺卷六葉三至四右方原出小品云經心錄同

療霍亂後煩嘔厚朴湯方

厚朴二兩一方四兩炙○案原作二兩炙脫一至炙五字據宋本幽寧本刪補　生薑三兩

枳實三兩炙一方三枚○案原脫一至枚四字據宋本幽寧本補

右三味切以水六升煮取二升分三服外臺卷六葉十八上

若轉筋入腹中如轉者方○案中下原脫如字據宋本補

取雞屎白一方寸匕水六合煮三沸溫頓服勿令病

者知外臺卷六葉二十右方原出肘後云從心來同

五膈

五膈丸療寒冷則心痛咽中如有物吐之不出咽之不入

食飲少方

乾薑三兩 麥門冬去心二兩 附子炮一兩 細辛二兩 蜀椒汗一兩

遠志去心一兩 甘草炙一兩 人參二兩 食茱萸二兩 桂心三兩

右十味蜜和為丸如梧子服五丸日二忌猪肉冷水海藻菘菜生葱生菜外臺卷八葉四十一行收本藥宋臣校千金五膈丸注引經心錄云以吳茱萸代桂心酒服如梧子空腹服之治寒冷則心痛咽中有物吐之不出咽之不入食飲少者千金方卷十七葉十

以上五膈丸方宋臣校注

五噎

五噎丸主五種之氣皆令人噎方

人參 半夏 桂心 防葵一方用防風 小草各二兩 附子炮

細辛　甘草炙各二兩　食茱萸五合○案原作三合據幽寄本改　紫菀

乾薑　芎藭　枳實炙　烏頭各六分炮

右十三味擣篩以蜜和爲丸如梧子大服五丸日三不知加至十五丸忌羊肉餳海藻菘菜猪肉生葱生菜外臺卷八葉四十九

主水痢方

雞子二枚　黃臘一兩

右二味熬熟食之宜空肚食之日三服佳○案佳幽寄本作住

又方

黃連 倉米各三兩

右二味作散和雞子七枚令熟併捻作丸煮赤豆作漿粥服三十九日三服若渴但飲豆漿粥外其卷二十五葉五中

烏梅湯治熱毒下有濕方

黃連二兩 烏梅卅果 阿膠一兩 支子卅枚 黃蘗一兩

五味以水五升煮取二升半分再服 醫心方卷十一治熱利方第廿一葉

二十八下

灸諸利方

灸臍中稍至二三百壯又灸關元三百壯并治冷痛腹關元當臍下三寸是也 醫心方卷十一治雜利方第十九葉二十五

大小便

芍藥湯治脹滿大行不通方

芍藥六分　芒消六分　黃芩五分　大黃八分　杏人八分

右五味丸如梧子飲服十五丸日三　醫心方卷十二治大小便不通方第十三葉卅下　案外臺卷二十七葉二十三下古今錄驗引此方云治心錄同而文異例不重錄

療大便秘澁不通　○案澁，寫本作塞　神方

猪羊膽無在　○案原脫無在二字據宋本醫寫本補

右一味以筒灌三合許令深入即出矣不盡須臾更灌

一方加冬葵子汁和之又有椒豉湯五合猪膏三合灌

之佳臨時易可得即可用之　○案原脫臨至之八字據醫寫本補　外臺卷二十

全集三國六朝唐宋醫方　一

七葉二十四右方裏
出千金云經心录同

療關格大小便不通方

芒硝 烏梅 榆白皮各五兩 芍藥 杏人去皮尖各四兩

麻子人三兩 大黃八兩

右七味切以水七升煮取三升分為三服一方無烏梅

加枳實乾地黃各二兩

療大小便不通方

滑石二兩 葵子 榆白皮

右三味下篩為散煮麻子汁一升半取二升和服兩服

即通外臺卷二十七葉二十八至二十九葉醫心方引經心录此方文有異並录於下

滑石散治大小便不通方

滑石二兩　榆皮一兩　葵子一兩

凡三物作散，濃煮麻子一升半，取一升，以兩匕和服，不過二，大小便通。（醫心方卷十二治大小便不通方第十二葉十八下）

療大小便不通方

通草四兩　郁李人三兩去皮　車前子五合一方一升　黃芩三兩　朴硝四兩　瞿麥三兩

右六味，切，以水八升，煮取二升，去滓，分三服。（外臺卷二十七葉二十八右　方原出古今錄驗，云經心錄同）

療遺尿小便澁方

牡蠣熬 鹿茸炙各四兩 桑耳三兩 阿膠二兩炙

右四味切以水七升煮取二升分為二服作散以飲送之外臺卷二十七葉三十六上右方原出千金云經心錄同

經心録卷三

風腫

升麻湯療風毒咽水不下及瘰癧腫方 ○案瘰原作療 據與常本改

升麻 芍藥各四兩 射干三兩 杏人三兩去尖皮 麻黃二兩去節

甘草二兩炙 楓香 葛根各三兩

右八味切以水八升煮取二升分三服忌海藻菘菜 ○案原脫海至菜四字依右同前據與常本補

外臺卷二十三葉三十三下

白斂帖治風腫毒核癰疽方

白斂二兩 黃芩半兩 茵草半兩 芍藥一兩 黃耆一兩 當歸一兩

大黃半兩 赤石脂二兩

八味為散以雞子白和如粥塗紙帖上燥後易（醫心方卷十六）

治風脆方第五

葉十二至十三

經心錄卷四

腎著

腎著散之為病其人身體重從腰以下冷如坐水中形狀如水不渴小便自利食飲如故是其證也從作勞汗出衣裹冷濕久之故得也腰以下冷痛腹重如帶五千錢甘草湯方

甘草二兩炙 乾薑三兩炮 白朮四兩 茯苓四兩

右四味切以水五升煑取三升分服一升日三腰中即溫忌海藻菘菜桃李雀肉酢物 行準案此方古今錄驗腎著湯引經心錄方云甘草十兩乾薑二兩餘同以錄驗甘草二兩乾薑三兩也

腎著散方

桂心三兩 白朮四兩 茯苓四兩 甘草炙二兩 澤瀉二兩 牛膝二兩

乾薑二兩 杜仲三兩

右八味搗篩為散每服三方寸匕酒一升煮五六沸去滓頓服之日三忌生葱桃李雀肉海藻菘菜酢物 外臺卷十七葉廿至廿一

腰痛

療腎腰痛方

桑寄生二兩 牡丹二兩去心 ○案原作丹皮擣毀字本改 鹿茸炙二兩 桂心二兩

右四味搗散以酒服方寸匕日三忌生葱胡荽 外臺卷十七葉二十四右方原出第五卷中

療腰卒然痛杜仲酒方

杜仲半斤 丹參半斤 芎藭五兩 桂心四兩 細辛二兩

右四味切以酒一斗浸五宿隨多少飲之外臺卷十七葉二十四右

方原出集驗云從心某同無桂心

杜仲酒療卒腰痛方

杜仲半斤 丹參半斤 芎藭五兩

右三味切以酒一斗漬五宿隨性少少飲之即差外臺卷十七葉二十五案上文集驗引此方多桂心細辛二兩案乃五味而云從心某同無桂心然校以此方獨多細辛也

黃耆湯療虛勞胸中客熱冷癖痞滿宿食不消吐噫脅間

水氣或流飲腸鳴不生肌肉頭痛上重下輕目視𥆧𥆧惚惚志損常躁熱臥不得安少腹急小便赤餘瀝臨事不起陰下濕或小便白濁傷多方

黃耆三兩 人參一兩 芍藥二兩 生薑半斤 桂肉三兩 大棗十四枚 當歸一兩 甘草一兩炙

右八味切以水一斗煮取四升分四服有寒加厚朴二兩忌生葱海藻菘菜 外其卷十七第三十七方 方原出小品云張仲景同

羊腎湯療腎氣不足耳無所聞方

羊腎一具 芎藭一兩 茯苓二兩 人參三兩 附子一兩炮 桂心二兩 牡丹皮一兩 礬石二兩 當歸二兩 乾地黃三兩 大棗五枚擘 牡荊子

一兩碎

右十二味切，以水一斗七升煮藥，消取一斗，去消煮取四升，分四服，晝三夜一。忌豬肉、冷水、生葱、胡荽、蕪荑、酢物。外臺卷十七葉四十一至四十二

鍾乳散療傷損虛乏少氣，虛勞百病，令人丁壯，能食，去風冷方

鍾乳粉分用五　附子五分炮　白朮十四分　防風十分　牡蠣十分熬　栝樓十分　乾薑五分　桔梗五分　茯苓五分　細辛五分　桂心五分　人參五分

右十二味，搗篩為散，以酒服方寸匕，日二，漸加至二匕

忌食生菜生葱豬肉冷水桃李雀肉大酢

更生散療虛勞百病方

防風十分 栝樓十分 鍾乳十分研 赤石十分 海蛤十分 乾薑六分

白朮六分 桔梗五分 白石脂十分 細辛六分 人參五分 附子三分炮

桂心三分

右十三味擣篩為散以酒服方寸匕日再服忌豬肉冷水生菜生葱桃李雀肉等一方以一分半為一劑以溫酒服一劑日再○案原脫服字據四庫本補

陸抗膏療百病勞損傷風濕厚○案原脫厚字據四庫本補補益神效男女通服之方

豬脂三升 羊脂二升 牛髓二升鍊成 並白蜜二升 生薑汁三升

右五味先煎豬脂等，次下薑汁，又煎，次下蜜，復煎，候膏

成收之，取兩匙溫酒服。又一方加生地黃三升，忌蕪荑。外甚

卷十七葉五十一至五十二 案右三方
第一二兩方出本卷，第三方出第六卷

雄蛾散 ○案蛾原作鵝，據宋本改 宋本脫 療五勞七傷，陰痿十年，陽不起，

皆繇少小房多損陽，神女養世得通方。○案世原作毋，據宋本改

雄蛾十分，熬 ○案蛾原作鵝，據宋本改 石斛三分 巴戟天二分 天雄二分

炮 五味子二分 蛇床子二分 薯蕷二分 菟絲子二分 牛膝二分

遠志二分，去心 蓯蓉五分

右十一味擣篩為散，以酒服方寸匕，可丸，服日三。忌

猪肉汁水外基卷十七葉五十四下

全漢三國六朝唐宋醫方

柳考室

癭瘻

經心録卷五

瘰癧

射干湯療惡毒身強痛瘰癧方

射干 桂心各二兩 麻黄去節 生薑 甘草炙各四兩 杏人四十箇去皮尖

右六味切以水四升煮取三升去滓分三服忌海藻菘菜○案原脱海至菜四字○據幽亭本補作忌同前 外臺卷二十三葉二十三

治卅年癭及瘰癧方

海藻八兩 貝母二兩 土瓜根二兩 麥麵二兩

四味作散酒服方寸匕日三 醫心方卷十六治癭方第十四葉廿六右方 原出

玉箱方云徐仁方同之

灸漏方

搗生章陸根捻作餅子置漏上以艾灸上餅子熱易之灸三四炷艾差醫心方卷十六治諸瘻方第十六葉卅右方原出千金云徐仁録同之

治鼠瘻方

燒地黄葉帖上得差

鼠子瘻結核未破者

用大針針之無不差醫心方卷十六治鼠瘻方第十八葉卅五下

治風瘻鼠瘻方

桑白皮七八斤細剉水二斗煮取汁一斗更煎汁取

二升半頓服下虫差

又方

燒地黃葉帖上得差

又方

杏人一升熬搗和生猪脂傅上醫心方卷十六治風瘻方第卅六葉四十四

漏腋方

正朝旦以小便洗

又方

擣馬齒草腋下夾之令燥後易之先用雌黃石灰等

分合水煎一兩沸如泥，之毛落，然塗諸藥。案然下原有後字，據宋本刪 良外臺卷二十三葉五十六

治人氣臭方此題據枕中方補

取白馬蹄煮取汁，拭腋下，日二。

又方

苦酒和白灰塗腋，復易。醫心方卷四治胡臭方引 廿四葉廿八上

療諸毒腫升麻膏方

升麻三兩 白斂 漏蘆 連翹 芒硝各二兩 黃芩 蛇銜各三兩 蒴藋根四兩 山梔子二十枚 枳實二兩。案千金注云任仁錄無

枳實

右十味擣碎以酒浸半日以猪脂五升煎之候白芷黄成

○案原脫氣謌二字據此本補 去滓以器盛有毒熱腫取塗貼上摩

之即消散日三

大溻漬腫毒升麻湯方

升麻一兩 黄芩三兩 梔子二十枚 漏蘆二兩 蒴藋根五兩 芒硝二兩

右六味切以水一斗煮取七升候冷分用漬溻腫常令

温潤即消

漏蘆湯方

漏蘆無用 梔子 白歛 黄芩 麻黄 白薇無用 知母 枳實炙

升麻無用犀角芍藥 甘草炙各二兩 大黃三兩切無用芒硝

右十味切以水一斗煮取三升分三服若無藥處單服

大黃一兩取利忌海藻菘菜等外臺卷三十葉二十七

治毒腫五香湯方

沈香 青木香 薰陸香 丁香各一兩 麝香半兩

五味以水五升煮取一升分三服醫心方卷十六治毒腫方第三葉九下

發背

療發背方

以冷石熨腫上驗

又方

馬糞付干易之婦人發乳亦差醫心方卷十五治癰疽發背方第四葉廿八

治癰疽方

以水蛭食去惡血醫略抄治癰疽方第一

丁創

治丁創方腫新方

末附子酢和塗上燥復塗之醫心方卷十六治丁創方第一葉七上

經心錄卷六

求子

七子散療丈夫風虛目暗精氣衰少無子補不足方

五味子　牡荊　菟絲子　車前子　乾地黃

薯蕷　石斛　杜仲○案臨寧本作杜蘅　鹿茸炙　遠志去心

菥蓂子炙八分　附子炮　蛇牀子　芎藭炙六分　山茱萸

天雄炮　黃耆　人參　茯苓　牛膝炙五分　桂心　巴

戟天十二分　蓯蓉七分　鍾乳三分

右二十四味擣篩爲散酒服方寸匕日二服不知增至

二匕以知爲度忌生冷酢滑豬雞魚蒜油膩不能酒者

豢和丸服亦佳行房法一依素女經女人月信斷一日為男二日為女三日為男四日為女已外無子仍每日午時前半夜後陽時為男下精欲得去玉門入半寸不爾過子宮一方加覆盆子八分忌蕪荑生葱外臺卷三十三葉六

右方原出千金云從心錄同

坐導藥方

皂莢一兩炙去皮子 大黃 戎鹽 礬石燒 當歸各二兩 五味子 乾薑各三兩 細辛三兩 蜀椒汗二兩 葶藶子 苦瓠各三分

右十一味擣篩內輕綃袋子如指許大長三寸盛之令滿內子門中坐任[redacted]葱勿行走忽小便時即出之仍易

新者一日當下青黄汁汁盡止即可幸御自有子若未見病出亦可至十日安之一方又有砒霜三分著藥後一日乃服紫石門冬丸其方如左

紫石英七日研之 天门冬去心各三两 紫葳 甘草炙 桂心 牡荊子 烏頭炮 乾地黄 辛夷人 石斛 卷柏 禹餘糧 當歸 芎藭各三兩 烏賊魚骨 牛膝 薯蕷各六 桑寄生 人參 牡丹口案當作牡丹皮據幽寧本改 乾薑 厚朴炙 續斷 食茱萸 細辛各二 柏子人一兩

右二十六味擣篩蜜和酒服十九如梧桐子日三稍加

至三十九慎如藥法 外臺卷三十三葉七至八右 方互與千金翼、深師同

茱萸丸療婦人陰寒十年無子方

吳茱萸一升 蜀椒一升去目汗末

右二味蜜丸如彈子丸綿裹導子腸中日再易無所下

但開子藏令陰温即有子也 外臺卷三十三葉十下

妊娠

療婦人妊娠惡阻嘔吐不下食湯方

青竹茹 橘皮各五兩 生薑 茯苓各四兩 半夏五兩湯洗十遍

〇案原脫十遍二字據暇寧本補

右五味切以水六升煮取二升半分三服不差頻作忌

羊肉餳酢物等

療妊娠嘔吐不下食橘皮湯方

橘皮　竹茹　人參　白朮各三兩　生薑四兩　厚朴炙二兩

右六味切以水七升煮取二升半分三服不差重作忌

桃李雀肉等外臺卷二十三第二十一右二方原出集驗云經心錄同

療妊娠重下痛引腰背安胎止痛湯方

當歸　阿膠炙　乾地黃　黃連　芍藥各一兩　雞子一枚

秫米一升〇案照宋本作秫米下同

右七味切以水七升攪雞子令相得秫米令蟹目沸煮

去滓內諸藥取三升分四服忌蕪荑

膠艾湯療損動毋去血腹痛方

阿膠二兩炙 艾葉一莒〇案莒作二兩據延寧本改

右二味以水五升煮取二升半分三服 外臺卷三十三葉二十四右二

方藥出小品云從心手同

療女人懷娠胎動不安葱豉安胎湯方

香豉一升熬 葱白一升切 阿膠二兩炙

右三味切以水三升煮二物取一升去滓下阿膠更煎

膠烊服一日一夕可服三四劑 外臺卷三十三葉二十五右方原出刪繁方

徐王効神驗胎動方

當歸六分 芎藭四分

右二味切以水四升酒三升半煮取三升分三服若胎
死即出此用神驗血上心腹滿者如湯沃雪
安胎寄生湯療流下方
桑上寄生五分 白朮五分 茯苓四分 甘草十分炙
右四味切以水五升煮取二升半分三服若人壯者可
加芍藥八分足水二升若胎不安腹痛端然有所見加
乾薑四分即安忌海藻菘菜酢物桃李雀肉等 外臺卷三十三
葉二十六 右二方原
出文仲云能心集同
療妊娠動胎去血腰腹痛方
芎藭 阿膠炙 當歸 青竹茹各三兩

右四味切以水一斗半煮銀二斤取六升去銀内藥煎
取二升半分三服日再夜一不差更作一劑 外台卷三十三葉二
十七右方原出救
急云從心錄同

療妊娠下痢方

酸石榴皮 黄芩 人參各三兩 櫸皮四兩 粳米三合

右五味切以水七升煮取二升半分三服 外台卷三十三葉三十一

右方原出古今錄驗
云從心錄同

療妊娠數月日猶經水時時來者名曰漏胞若因房室勞
有所去名曰傷胎視說要知為此小豆散療數傷胎將用
之方

赤小豆五升濕地種之令生牙乾之○葉本一作芽

右一物下篩懷身數月日往水尚來以溫酒服方寸匕

日三得効便停外臺卷三十三葉三十三右方原出小品云經心本同

妊娠血下不止名曰漏胞血盡子死方

生地黃汁一升酒四合合煮三四沸頓服之不止頻

服外臺卷三十三葉三十三右方原出集驗云經心錄同

療妊娠漏胞方

乾地黃四兩　乾薑二兩

右二味擣篩酒服方寸匕日再服外臺卷三十三葉三十三右方原出崔氏

療妊娠患子淋小便數出少或熱痛酸疼及足腫○葉臨亭本腫

作煩

地膚飲方

地膚草三兩以水四升煮取二升半分三服日三夜一

刹外臺卷三十三葉三十六

療姙娠患子淋方

葵子一升以水三升煮取二升分再服外臺卷三十三葉三十六

右方崔出千金云經心錄同

療姙娠子淋大小便並不利氣急已服猪苓散不差宜服甘遂散下之方

太山赤皮甘遂二兩

右一味擣篩以白蜜二合和服如大豆粒多覺心下煩得

微下者日一服之下以通將猪苓散不得下日再服漸

加可至半錢匕以微下爲度中間將猪苓散黄蘗寄生

湯在療子淋方中 外並是三十三葉三十六至三十七 右方原出小品方彼以未同

紫石門冬丸主風冷在子宫有子常落或始爲婦便患心

痛乃成心疾月水都未曾來服之肥悦令人有子方

遠志去心 澤瀉 肉蓯蓉 桂心各二兩 紫石英 天门

冬去心 五味子三兩 禹餘糧 蜀椒汗 烏頭炮 卷柏 烏

賊骨 寄生 石南 當歸各一兩 杜仲 甘草炙

石斛 柏子人 辛夷 人參各二兩 雲母燒一兩

右二十二味末之以蜜丸酒服二十丸如梧桐子稍加

全漢三國六朝唐宋醫方 一 西岸宝

至三十四十九日三忌海藻菘菜猪肉冷水生葱鯉魚 外其

卷三十四葉三十九至四十上

療婦人懷胎數落而不結實或寒冷熱百病之源黃耆散方

黃耆 吳茱萸 乾薑 人參 甘草炙 芎藭 白朮 當歸 乾地黃各二兩

右九味擣散清酒服一匕半日再服加至兩匕為劑忌海藻菘菜桃李雀肉等 外臺卷三十三葉四十右 亦原出刪繁云經心錄同

療妊娠得病欲去胎方

取雞子一枚以三指撮鹽置雞子中服之立出 與阮河

産難

治産後方
芎藭爲散服方寸匕
神良 醫心方卷廿三治産難方第九葉十三

南療産難同 外臺卷三十三
葉四十右方 原出文仲 云深心系同

產後

治婦人無乳汁方

赤小豆三升煮取汁頓服之

又方

搗韮一把取汁服冬用根 醫心方卷廿三治産後無乳汁方 卷廿六葉卅八下

療乳無汁漏蘆湯方

漏蘆 通草各八銖 鍾乳四銖 黍米一升

右四味切將米宿漬研取汁三升煮藥三四沸去滓作

飲服 外臺卷三十四葉三右方 原出千金 云從心系同

漢三國六朝唐宋醫方 西壽室

治産後忽悶冒汗出不識人者是暴虚故也
取鉾醋以塗口鼻仍置醋於前使聞其氣兼細細飲
之此爲上法

又方
破雞子吞之使醒 口[illegible]案使旁注一使字
若不醒者可與男子小便灌口得一升入腹大佳
若與雞子等不醒者可熬與竹瀝汁一升一服五合 醫心方卷
廿三 治産後運悶方第廿 葉廿六上

蜀椒湯療産後心痛此大寒冷所爲方
蜀椒汗二合 芍藥三兩 半夏洗 當歸 桂心 人參 甘

茱萸炒二兩 生薑切五兩 蜜一升 茯苓二兩

右十味切，以水九升煮，栿令沸，下諸藥煮取二升半，去滓，下薑汁蜜等，更煎取三升，一服五合，漸至六合，盡，勿冷食。外臺卷三十四葉十八 右方未原未本卷數

治產後腹滿方

黑豆一升，水五升，煮取三升，澄清，酒五升合煎取三升，分三服。醫心方卷廿三治產後腹滿方第廿四葉卅下

治產後脅肋及腹壯熱煩滿方

羖羊角燒為末，以冷水服之。醫心方卷廿三治產後脅肋腹滿痛方第廿五葉卅一

治產後腫滿方

治面皯方
取杏人末和雞子白傅之一宿即落
醫心方卷廿一治婦人面上黑皯方廿二葉三

烏豆一斗水五升煮取五升以酒五升再煮取五升分五服醫心方卷廿四三治產後身腫方第廿六葉卅二上

雜病

療婦人陰中腫痛不可近者湯洗方

防風三兩　大戟二兩　艾五兩

右三味切以水一斗煮取五升溫洗陰中日可三度良外臺卷三十四葉五十七右方原未舉卷數

療陰痒方

枸杞根一斤水三升煮十沸適寒溫洗之外臺卷三十四葉五一十九右方原未舉卷數

陰脱下方

礬石鸛子大二枚　塩彈丸大一枚　二味以水三升煮洗之自入醫心方卷廿一治婦人陰脱方第十四葉十三下

陰脱方

取蚍床子熬布裹熨之醫心方卷廿一治婦人陰脱方第十四葉十三下右方原出極要方云醫心方同之

治婦人陰挺出方

灸臍中二壯金醫心方卷廿一治婦人陰脱方第十四葉十四上

治長血芎藭丸方

鹿茸二兩　當歸二兩　蒲黃二兩　阿膠二兩　芎藭二兩　白朮三兩　干地

黄三兩

丸七物擣篩和丸如大豆服十丸日三

又方

生地黄蓮根分等擣絞取汁煎服任意

龍骨丸
治長血方

龍骨　阿膠炙　赤石脂　牡厲　干地黄　當歸

甘草炙二兩

丸八物擣篩丸如梧子服十五丸日三　醫心方卷廿一　治婦人崩中漏

下方并廿三葉
廿二至廿三上

療欬嗽紫菀七味湯方

紫菀半兩 五味子一兩 桂心二兩 麻黄四兩去節 杏人七十枚去皮尖兩人

碎 乾薑四兩 甘草二兩炙

右藥切以水九升煮取二升半去滓溫服七合日三服

忌海藻菘菜生葱蒜麪腥膩 外臺卷九葉二右方原出小品云經心録同

治欬嗽方

麻黄四兩 五味半斤 桂心三兩 杏人三兩 細辛三兩 生薑十兩 半夏四兩

七物以水一斗煮取三升分三服亦可五合七合服漸漸加之（醫心方卷九治欬嗽方第一葉五下）

療欬逆上氣時時唾濁但坐不得臥皂莢丸方

長大皂莢一梃去皮子炙

右一味擣篩蜜和服如梧子一丸日三夜一以大棗膏和湯下之（外臺卷九葉三十五右方原出仲景深師同云經心錄同）

肺痿

療肺痿欬嗽吐涎沫心中溫溫咽燥而渴者方（一云不渴）

生天門冬擣取汁一升　酒一升　飴糖一斤　紫菀四合

右四味合銅器中於湯上煎可丸服如杏人一丸日三

忌鯉魚外臺十葉二右方原出肘後云經心錄同

療肺痿欬唾涎沫不止咽燥而渴方一云不渴

生薑五兩　人參三兩　甘草二兩炙　大棗十二枚擘

右四味切以水五升煮取一升半分再服忌海藻菘菜外臺卷十葉二右方原出集驗云經心錄同

療肺痿吐涎沫桂枝去芍藥加皂莢湯方

桂心三兩　甘草二兩炙　大皂莢一梃去皮子炙　生薑三兩　大棗十二枚擘

右五味切以水七升微火煮取三升分三服忌生葱海藻菘菜外臺卷十葉四右方原出千金云經心錄同

肺癰

薏苡人一升　醇苦酒三升

右二味，煮取一升，温令頓服，有膿血當吐。外臺卷十葉十四右方原

出古今录驗　云經心录同

上氣

沃雪湯療上氣不得息，卧喉中如水雞聲，氣欲絶方

麻黄四兩去節　細辛二兩　五味子半升　桂心　乾薑各一兩　半夏如博棊子八枚，洗去滑。一方四兩。○案原脱如至子四字，據熙寧本補

右六味，切，以水一斗煮取三升，絞去滓，適寒温服一升，投杯則卧，一名投杯麻黄湯，令人汗出不得卧，勿怪之，可從五合，不知稍增，日再。凡煮麻黄先煎二沸，去上沫

又内餘藥忌生葱生菜羊肉餳外臺卷十葉二十九至三十右方原出古今錄驗云俱心录同

療上氣呼吸喜逆肩息欲死霞極湯方

麻黃四兩去節　甘草炙　乾薑　桂心　貝母各二兩

右五味切以水八升煮取二升分再服則愈有人先有風患兼有石熱取冷為風飲酒房室俸虛未春因天行病至夏中羞尚虛有風熱未除兼藥勢取過○案承脫過字據四敢寒補本傷於胃氣因腹脹喘欲不氣息不利因自下後更四肢腫遊走無定小便不通積聚服利藥忽吐逆不下食更嘔至摯動百脈狀如噎噫積日乃更上氣服此方

加杏人二兩与兩劑上氣得止忌海藻生菜菘菜外臺卷十葉三十四至三十五右六原出古今录驗云經心录同

麥門冬丸主氣逆上氣方

乾薑六分　麥門冬十分去心　昆布洗　海藻洗各六分　細辛　海蛤

蜀椒熬　桂心各四分

右八味擣篩蜜和丸如梧子以飲服十丸漸加至二十丸日三有人患風虛得冷輒背中上氣喉中常如吹管謦欬嗽唾清沫將此丸服得差若散服方寸匕日三忌生葱生菜外臺卷十葉四十三右六原出古今录驗云經心录同

瘶

療卒暴癥腹中有物堅如石痛如刺晝夜啼呼不療之百日死方

取牛膝根二斤㕮咀暴令極乾

右一味酒一斗浸之密器中日案密堅宋本作蜜封口舉著熱灰中溫之令味出先食服五六合至一升以意量多少又用蒴藋根亦準此大良千金翼卷十二葉三十至三十一本方至末肘後云經心錄同

胸痺

胸痺之病胸中愊愊如滿噎塞習習如癢喉中澀唾燥沫是也橘皮枳實湯主之方

橘皮半斤　枳實四枚炙　生薑半斤

虛熱
大黃丸治虛熱食飲不消化頭眩引背膂喉中介介口中爛傷不嗜食方
大黃一兩　黃芩一兩　黃連三兩　苦參二兩　龍膽一兩
五味末蜜丸如梧子服五丸日三
生地黃煎治虛熱[illegible]方
生地黃汁三升
右內汁銅器中於微火上煎令如飴服二合日三 醫心方卷三治
虛熱方第
卅四葉四之二下

右三味切以水五升煮取二升分再服 外臺卷十二葉四十至四十一
右方原出仲景 云經心錄同

賁豘

桐君說

伏出雞卵殼中白皮　梨木皮　麻黃去節　紫菀各等分

右四味擣下篩作丸散隨宜酒服十丸如梧子散者方寸匕療三十年喉中結氣欬逆立差也亦可水煮爲湯以意分之 外臺卷十二葉四十八 右方原出小品 云經心錄同

骨蒸

療骨蒸苦熱瘦羸面目痿黃嘔逆上氣煩悶短氣喘急日

外臺秘要卷十二葉[illegible]
此方原出文仲云云
千金注心[illegible]十二重作
加服之二[illegible]同
合千金方未[illegible]
得宋日補之[illegible]
[illegible]

晥便澀不能飲食若服生地黃汁即更服此方○案更原作便據[illegible]宋本改

龍膽　黃連　栝樓　苦參　青葙　芍藥各一兩

梔子人十枚　芒消　大黃各二分　黃芩三分

右十味

中風

治口喎方

青松葉一斤擣令出汁清酒一升漬二宿近火一宿

服半升漸至一升頭面汗即止

又方

取衣魚摩度邊即止醫心方卷三治中風口喎方第九葉二十五下

治中風髮落不生方

鐵生衣下篩臈月猪脂合煎三沸塗日三良六治眉

落醫心方卷四治中風鬢髮禿落方第六葉七下

急療偏風膈上風熱經心藏恍惚神情天陰心中惛惛如

醉不醉方

淡竹瀝三升若熱多用竹瀝冷多用荊瀝 羚羊角屑二分 石膏十分碎綿裹

茯神六分切

右四味以水一斗□案照寫本作一升合竹瀝煮取一升五合去

滓食後欲消分為三服常能服之永不畏風發忌酢物

外臺卷十四葉四十二右方
原出延年云經心錄同

葱利湯治鄉黃無常詈罵鬼語方

烏頭一分 恒山一分 甘草一分 葱利一分 桃花一分

五味好酒四升煮取一升頓服大吐。醫心方卷三治中風言語錯亂方采

廿一葉

三十八

風癲。

療風癲方

烏頭三分炮 白朮一分 鴟頭一枚炙 鐵精 蘭茹各一兩 椒汗

大戟炙 甘遂 天雄各二分炮

右十三味末之以蜜和丸梧子大。本无大字 ○葉此事服二丸日

療水腫方
葶藶子一兩熬黑 甘遂一兩熬
吳茱萸四兩
右三味別擣異下篩和以蜜如梧子已上加之經方海服三丸日三
服已上本書葉廿二至廿三 外臺卷二十 右方經心錄同

二忌桃李雀肉豬肉冷水 外臺卷十[illegible]五葉十八至二十九右方原出千金云經心錄同

水腫

葶藶湯治一身面目浮腫方

末葶藶彈丸大棗廿枚水三升煑棗取汁一升半去棗內葶藶煑取一升頓服之得至五服若帶水氣者先服青龍湯一劑乃服之 醫心方卷十治通身水腫方第十九葉二十七中

療水腫商陸膏方

商陸根一斤用生者 猪膏一斤先煎可有二升

右二味合煎令黃去滓以摩腫亦可服少許忌大肉 外臺卷二十葉四至五右方原出小品云經心錄同○案大肉疑犬肉之誤

療水腫方

猪腎一枚分爲七臠甘遂一分末以粉腎微火炙令熟食之至三四臠乃可止當覺腹中鳴轉攻兩脇下小便利去水即愈若三四臠不覺可食七臠令盡 外臺卷二十葉五右方 原出集驗云張文仲同

治風水大豆煎

生桑根白皮細切三升入土一尺者大豆一斗二味以水六斗煮取一斗去滓下薑汁二升更煎取四升分五合第一服日三夜一以知爲度

牽牛丸治脚腫滿步行不能衆惡毒水腫方

大黃二兩 朴消三兩熬 牽牛子七兩熬 桃人二兩去皮心熬 干薑二兩半 人參二兩 橘皮一兩半

右七味擣下篩以蜜和舂万杵服如梧子廿丸以微利為度腫即消差盡劑〻〻者万盡万病廿八種風邪悉愈用甚驗禁忌水猪宍等醫心方卷十治風水腫方第廿一葉三十二

療水病洪腫氣脹不消食方

乾香薷五十斤陰用濕者亦得〇案原脫陰至得六字據醫心方本補

右一味細剉內釜中以水淹之出香薷上數寸煮使氣兩盡去滓澄清之漸火煎令可丸服五丸如梧子日三稍加之以小便利為度也無所忌外臺卷二十葉七右方原出崔氏云深心

療卒腫滿身面皆洪大方

商陸根一斤刮去皮薄切之煮令爛去滓內羊肉一斤下葱鹽豉六如常作臛法隨意食之腫差後亦可宜作此可常搗商陸與米中拌蒸作餅子食之忌犬肉 外臺卷二十葉十七右方原出肘後云經心錄同

癧瘍

治癧瘍方

取屋瓦上蘚拭先拭令赤傅之 醫心方卷四治癧瘍方第十八葉廿上

疣目

治疣目方

苦酒漬石灰六七日滴取汁活疣上小作瘡即落良驗醫心方卷四治疣目方第廿二葉廿四至廿五

口

治口瘡久不差方

黃膏膏三斤以水三斗煮取一斗五升數洗含愈醫心方卷五治口舌生瘡方第卅三葉三十五上

治口乾方

以水三升煮石膏末五合取二升内蜜二升煎取二升去滓含如棗核大咽汁盡後含大良

又方

生葛根汁服二升忽差 醫心方巻五治口舌乾燋方第五十一葉四十

治口臭方

水漬煮細辛干汁含久吐去

又方

以破除日井花水三升漱口吐厠中良又平旦如此

醫心方巻五治口臭方第五十二葉四十一

齒

治齒根腫方

松葉一把口塩一合以好酒三升煎取四五升合含之

醫心方巻五治齒齦齗腫方第六十四葉四十八

齒斷間血出方

取茗草濃煑汁勿與鹽適寒溫含漱竟日爲之 驗醫心方卷五治齒斷間血出方第六十五葉四十八

喉痹

治喉痹方

生薑二斤舂取汁蜜五合微火煎相得服一合日五服

又方

剥蒜塞耳鼻日二易有驗醫心方卷五治喉痹方第七十葉五十一下

腳氣

治腳腫滿步行不能衆悪毒水腫牽牛子丸方

大黄二两　朴消錬三两　牽牛子七两熬　桃人二两去心熬　干薑二两

半　人参二两　橘皮一两半

右七物搗下篩以蜜和杵萬杵服如梧子廿丸以微

利為度愈腫即止不差盡劑々々者萬盡萬病廿八種

風耶悉愈用甚驗禁如水猪宍等醫心方巻八治腳氣腫方苐六葉十四上

凍

凍指欲墮方

馬矢三升水三升煮令沸漬半日愈醫心方巻八治手足凍腫創方

苐十九葉三十一右方原

出千金方云從心录同之

胃反

伏苓湯治胃反而渴方

伏苓四兩 澤寫四兩 桂心二兩 半夏四兩 甘草二兩

五味以水一升。案旁云斗 煮取二升半服八合日三

治胃反食輒吐方

碭徒黨反舂也粟米令極白擣篩下作丸楮子大皺者煮稍吞得下

便愈 醫心方卷九治胃反吐食方第九葉二十至二十一

消渴

黍米湯治渴神方

干黍米一升以水三升煮取一升去滓服一升日再

服良醫心方卷十二治消渴方第一葉五上

食不消

所食不消方

取其餘類燒作末服方寸匕便吐出醫心方卷廿九治飲食過度方第十七葉廿八至廿九上

食中毒

食毒方

白鹽一升以水三升煮消分三服醫心方卷廿九治飲食中毒方第卅六葉卅四下

小兒

治小兒一切頭瘡久即疽癢不生痂藜蘆膏方

黃連八分藜蘆二分黃蘗八分礬石八兩雄黃八分松脂八分

六味以豬膏二升煎令調先以赤龍皮湯洗付之醫心方卷廿五治小兒頭瘡方第卅六葉廿五上

治小兒脣瘡方

蟾蜍燒末付之醫心方卷廿五治小兒脣瘡方第卅八葉卅二

治小兒吐哯方

當以空乳〻則消〇案空乳高注云無乳汁也醫心方卷廿五治小兒吐哯方第六十三葉卅七上

治小兒陰頹方

灸兩足內踝上七寸日七壯

又方

但灸其上也醫心方卷廿五治小兒陰頹方第八十二葉卌四下

犬齧

治猘犬齧人方

以人屎塗之大良

又方

驗酢以塗創上即差醫心方卷十八治猘犬齧人方第廿四葉廿六上

治凡犬嚙人方

燒犬尾末傅瘡上日二良醫心方卷十八治凡犬嚙人方第廿五葉廿八上

馬咋

治馬咋蹹方

末雄黄傅瘡上日一易〇醫略抄

又方

用銅青傅瘡中好醫心方卷十八治馬咋蹹人方苐廿六葉廿八下醫略抄